# LES

# PRINCIPAUX DEVOIRS

## DES GARDIENNES DU SERVICE DES ALIÉNÉES

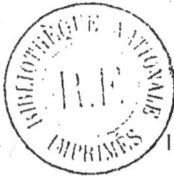

### INSTRUCTIONS

DONNÉES

## AUX GARDIENNES DE L'ASILE DE MARÉVILLE

PAR

## Le Dr Al. PARIS

MÉDECIN EN CHEF DE CET ÉTABLISSEMENT.

### DIVISION DES FEMMES

NANCY

IMPRIMERIE NANCÉIENNE, 15, RUE DE LA PÉPINIÈRE

—

1890

# LES

# PRINCIPAUX DEVOIRS

## DES GARDIENNES DU SERVICE DES ALIÉNÉES

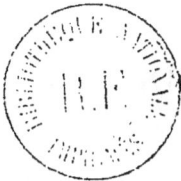

## INSTRUCTIONS

### DONNÉES

## AUX GARDIENNES DE L'ASILE DE MARÉVILLE

PAR

### Le Dʳ Al. PARIS

MÉDECIN EN CHEF DE CET ÉTABLISSEMENT.

DIVISION DES FEMMES

**NANCY**

IMPRIMERIE NANCÉIENNE, 15, RUE DE LA PÉPINIÈRE

—

1890

# LES
# PRINCIPAUX DEVOIRS DES GARDIENNES
## DU SERVICE DES ALIÉNÉES

Les gardiennes sont constamment exposées, à leur insu, le plus souvent, à commettre des actes répréhensibles, soit qu'elles n'aient reçu aucune instruction détaillée sur la façon de maintenir telle ou telle malade sans la frapper ou la blesser, soit qu'elles n'aient eu aucune indication sur la manière d'employer les divers modes de contention sans leur donner même l'apparence d'appareils de supplice.

C'est pour seconder les gardiennes dans leurs travaux, pour leur éviter des désagréments (désagréments que je serai le premier à leur infliger sans faiblesse lorsque je verrai des malades souffrir de leur surveillance et de leur contact), que j'ai écrit ce petit recueil de conseils.

Afin d'être compris de toutes, je l'ai fait simple dans la forme et dépourvu d'expressions techniques.

Afin d'être lu, je me suis attaché à ne pas l'encombrer de détails ; les instructions verbales compléteront les omissions volontaires relatives, la plupart, à des cas spéciaux.

Toute gardienne doit rester fidèle à cette devise :

## HUMANITÉ. — VIGILANCE. — PROBITÉ.

Chacun de ces termes résume un certain nombre de devoirs généraux auxquels elle ne peut faillir sans préjudice pour ses malades ou pour elle-même.

HUMANITÉ. — Elle doit bien se convaincre qu'en arrivant dans un asile d'aliénés, elle entre dans un service hospitalier et non dans une espèce de prison, qu'elle se trouve au milieu de malades seulement et que tout ce qu'elle verra de désordres d'actes, tout ce qu'elle entendra d'injures, de menaces, tout ce qu'elle devra affronter de violences même, que tout cela n'est que conséquence de maladie. Elle ne doit jamais se laisser aller à attribuer à de la méchanceté, à un désir de la faire souffrir ou de lui être désagréable même les injures les plus vives. Elle doit se dire qu'au moment où elle les prononce, la malade les adresserait à n'importe quelle personne en face de laquelle elle se trouverait, qu'elles ne sont qu'un épisode de sa folie, qu'un accident qu'il ne dépend même pas de l'aliénée de retarder de différer et dont elle ne connait plus l'importance.

La gardienne doit prendre, en résumé, son service avec l'intention bien ferme de ne jamais oublier qu'elle appartient à un hospice, qu'elle vit au milieu de malades et qu'elle doit faciliter la tâche du médecin dont le seul but est de rendre aux unes les joies de la famille, aux autres (malheureuses incurables) le séjour à l'asile le moins pénible possible.

VIGILANCE. — L'aliénée doit être l'objet d'une surveillance de tous les instants et la gardienne doit toujours penser qu'elle peut être responsable d'un suicide, d'une évasion, de blessures, etc... Afin de seconder l'intérêt que le médecin témoigne à ses malades, elle doit observer tous les incidents sur lesquels son attention est appelée.

C'est, en dernier ressort, au médecin en chef que doivent arriver les plaintes, les récriminations, les demandes de sortie, de congés, etc... Aucune modification ne peut être apportée dans le service sans une autorisation du médecin en chef ou des internes qui doivent être informés de tout ce qui se passe dans la division.

Dans un service bien tenu, aucune cachotterie ne peut être tolérée et je me montrerais impitoyable si j'avais à en relever quelqu'une.

PROBITÉ. — Il est évident que la propriété des malades doit être scrupuleusement respectée, qu'il serait malhonnête et répréhensible de ne tenir aucun compte d'observations ou de prescriptions qui ont pour objet la santé des aliénées, qu'il est indispensable, dans l'intérêt des malades, de renseigner exactement ses supérieurs.

On ne doit jamais oublier que l'on peut créer des ennuis, occasionner des désagréments à une famille, à des enfants, et parfois au médecin, en faisant connaître à des étrangers telle ou telle malade. C'est assez dire que la gardienne probe est absolument discrète.

### La gardienne au dortoir.

*1° Au moment du coucher des malades.* — Toutes les gardiennes doivent se trouver dans leurs dortoirs respectifs ; elles ne seront pas trop nombreuses pour veiller à ce que leurs malades soient bien couchées, pour déshabiller les impotentes ou celles qui ont perdu toute initiative, pour faire ranger les vêtements (les chaussures resteront, autant que possible, hors du dortoir), pour border les lits, visiter les effets des malades signalées comme plus dangereuses que les autres.

Aucun objet ne faisant pas partie du mobilier du dortoir ou des effets des malades ne doit être dans le dortoir pendant la nuit.

Toutes les fenêtres doivent être fermées, à moins d'indications spéciales du médecin en chef.

Les lits que la disposition des ouvertures du dortoir obligerait à rapprocher trop les uns des autres, dans le jour, doivent être espacés le soir pour que l'on puisse passer facilement entre deux lits voisins.

Les gardiennes ne laisseront jamais leurs malades seules dans les dortoirs.

*2° Pendant la nuit.* — S'il a été nécessaire de fixer une malade dans son lit, la ou les gardiennes qui en ont charge devront, au moins une ou deux fois dans la nuit, s'assurer que les liens ne sont pas déplacés et qu'ils n'occasionnent aucune gêne autre que celle qui résulte de la nécessité de conserver à peu près constamment la même position. Elles devront même, lorsque ce sera possible, permettre un changement de position. Enfin, la malade fixée dans son lit sera, au moins une fois dans la nuit, détachée, s'il n'y a pas d'inconvénients graves, et conduite aux cabinets.

On regardera aussi les malades considérées comme dangereuses.

Les mêmes recommandations sont faites aux gardiennes du service des rondes de nuit.

*3° Au moment du lever.* — Aucune malade ne restera alitée dans un dortoir qui ne sert pas d'infirmerie.

Les malades ne finiront de s'habiller qu'après avoir usé des soins de propreté habituels les plus élémentaires (lavage des mains, de la figure et du cou). Il sera complètement interdit de laisser plusieurs malades se servir successivement d'eau ayant été déjà souillée par une de leurs camarades ; je sais que cela est quelquefois toléré, mais je ne l'admettrai pas dans mon service.

Autant que possible, les vêtements devront être très propres. Si ceux de la veille étaient souillés ou déchirés, on les remplacerait immédiatement, chaque quartier devant, indépendamment des réserves du vestiaire général, avoir quelques réserves pour pourvoir aux besoins accidentels.

Les malades descendront toutes du dortoir en même temps, avec leurs gardiennes.

Aucune fenêtre ne sera ouverte avant leur départ; on ne peut, auparavant, ouvrir que les impostes.

Une gardienne et deux ou trois malades sûres pourront rester dans le dortoir pour découvrir complètement les lits, ouvrir les fenêtres et aérer autant que possible dortoir et literie.

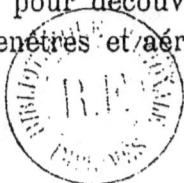

Les lits ne devront jamais être faits qu'une heure, au moins, après le départ des malades. Les matelas seront alors retournés, les draps secoués et les lits régulièrement bordés.

Les vases ou les chaises seront nettoyés avec soin, et les fenêtres des dortoirs resteront ouvertes jusqu'aux heures indiquées, suivant les saisons.

Les portes seront toujours fermées à clef.

On ne devra jamais, comme je l'ai vu faire souvent, laisser sous les lits ou placer dans les sommiers des brosses, des torchons, des chaussures ou des balais.

Dans les dortoirs, très rares, où les lits (de pensionnaires — satisfaction accordée aux familles) sont encore munis de rideaux, ces rideaux seront secoués tous les matins et, le soir, ils seront tous deux placés à la tête du lit afin de laisser l'air circuler plus librement.

**La gardienne au chauffoir ou dans les préaux.**

*1º Surveillance des cabinets d'aisances.* — Une gardienne, au moins, doit surveiller spécialement les cabinets d'aisances, lorsque les malades viennent de quitter les dortoirs, car, à ce moment, il se produit quelquefois de ce côté de l'encombrement, des discussions entre malades, des bourrades qui peuvent avoir des conséquences fâcheuses.

A aucun instant de la journée, on ne doit perdre de vue ces cabinets, car c'est là qu'ont souvent lieu des tentatives de suicide, que quelques malades se laissent aller à des tendances spéciales, à manger leurs excréments, par exemple, etc.

Les lieux d'aisances seront tenus constamment propres, afin que les malades ne soient pas obligées de déposer leurs ordures à côté, ce qui, du reste, occasionnerait un surcroît de travail.

Après le repas du soir, pendant la dernière récréation, toutes les malades doivent être invitées à aller aux cabinets pour éviter autant que possible la malpropreté des lits ou l'odeur dans les dortoirs.

*2° Surveillance des préaux (cours) et chauffoirs.* — Dans les cours irrégulières, on surveillera principalement les points où les malades peuvent se dissimuler un peu.

Deux gardiennes, au moins, doivent toujours se trouver ensemble au milieu des malades d'un quartier. J'exige absolument ce minimum, parce qu'une seule bonne étant aux prises avec une aliénée, a quelque tendance à s'irriter si elle n'aperçoit aucune personne capable de lui venir en aide. A deux, il est relativement facile de maintenir une agitée sans la maltraiter.

Les gardiennes peuvent se livrer à de petits ouvrages en surveillant leurs malades, mais elles ne doivent pas entreprendre de travaux demandant une attention soutenue, car elles ne pourraient pas les exécuter sans négliger leur service de surveillance.

Elles ne doivent jamais attacher de cordes dans les cours, n'y jamais faire sécher de linge ni de paillots.

En hiver, il est également interdit de faire sécher du linge dans les chauffoirs, autour des poêles, d'y repasser, d'y réchauffer des aliments et, en tout temps, d'y refaire des matelas.

On doit aérer les chauffoirs, surtout pendant que les réfectoires sont occupés.

## La gardienne au réfectoire.

Autant que possible, toutes les malades d'un quartier doivent manger en même temps.

La distribution des aliments demande une certaine attention et un peu de tact ; il faut se donner la peine de diviser, par exemple, les portions de viande qui paraîtraient trop grasses ou trop sèches, afin de donner des unes et des autres aux malades qui le désirent. On peut toujours répartir les aliments de manière à donner une petite satisfaction ; il suffit d'être un peu soucieuse du bien-être de ses malades et de vouloir montrer un peu d'intelligence.

Lorsque les aliénées sont servies, elles ont encore besoin d'une surveillance très attentive, car il en est quelques-unes qui mangent avec gloutonnerie, qui, par suite d'une maladie spéciale, n'avalent pas facilement et peuvent mourir pendant un repas (s'asphyxier). Il faut alimenter ces malades, bouchée par bouchée, et ne pas donner une seconde bouchée avant que la première ne soit avalée.

Après le repas, personne ne doit sortir du réfectoire avant qu'il ait été constaté qu'il ne manque aucun ustensile de table, assiettes, fourchettes, etc.

Les gardiennes s'entendent pour prendre leurs repas par groupes et successivement, afin que la surveillance ne souffre pas.

Du réfectoire, les malades passent dans le préau ou dans le chauffoir, toujours avec deux gardiennes, au moins, et, toutes dans le chauffoir ou toutes dans le préau, s'il n'y a pas plus de deux gardiennes avec elles.

Les réfectoires doivent être bien aérés dans l'intervalle des repas, afin qu'il n'y reste aucune odeur d'aliments.

### La gardienne à la visite.

A l'heure de la visite, toutes les gardiennes doivent être en tenue uniforme. Leurs malades sont placées toutes d'un même côté de la cour ou du chauffoir, afin que le médecin les puisse voir plus facilement toutes et que toutes ne viennent pas lui parler en même temps.

Toutes les malades doivent être propres.

Les gardiennes doivent évidemment prêter toute attention aux recommandations qui leur sont faites relativement aux soins à donner à telles ou telles malades.

Toutes les aliénées désignées pour des bains de propreté doivent être présentées au médecin. Cette désignation doit être faite de manière que chaque malade prenne au moins un bain de propreté par mois.

On doit remettre au médecin toutes les lettres écrites par les malades, sans en prendre connaissance.

On ne doit éloigner aucune malade au moment de la visite.

Enfin, toutes les pièces, dortoirs, chauffoirs, etc., doivent être propres.

En dehors de ces instructions, qui seront observées par toutes les gardiennes, il en est quelques-unes que suivront principalement les gardiennes chargées de la surveillance de telles ou telles catégories d'aliénées.

### 1° *Gardiennes de l'Infirmerie.*

Les gardiennes de ce quartier, qui sert aussi de

quartier d'observation, doivent être tout spécialement vigilantes puisqu'elles se trouvent, en général, au milieu de malades récemment admises et dont les tendances dangereuses ne sont pas toujours bien connues. Enfin, ce sont des aliénées à étudier, à connaître.

L'alimentation des nouvelles malades doit être très surveillée ; on ne leur laisse pas manquer un repas sans prévenir le médecin.

C'est à l'Infirmerie surtout que doit régner la plus grande propreté.

C'est là particulièrement que l'on ne doit rencontrer, dans les cours, les chauffoirs ou les dortoirs, aucun objet pouvant être utilisé pour un suicide, pour une évasion, pour frapper, etc.

On ne doit jamais réchauffer les aliments dans les dortoirs.

Je ne parle pas des soins à donner aux malades alitées ; des prescriptions et des indications particulières sont données chaque jour au moment de la visite.

### 2° Gardiennes des Epileptiques.

Pour vivre avec les épileptiques, il faut avoir une grande provision de patience. C'est surtout à ces malades que l'on doit épargner les brusqueries, les propos désagréables, car les contrariétés les plus légères sont souvent causes d'accès d'agitation dont la gardienne taquine ou brusque finit presque toujours par être victime.

Comme les accès d'agitation de l'épileptique sont, en général, courts, j'autorise, pour protéger les malades contre elles-mêmes, l'emploi de la camisole de force, dans les cas suivants : lorsqu'une gardienne est déjà assez expérimentée pour reconnaître les troubles qui précèdent habituellement l'agitation chez telle ou telle malade, réputée très dangereuse pendant son agitation, elle doit faire usage de la camisole, mais elle l'enlèvera dès que l'accès *semblera* diminuer.

Aucune épileptique agitée, même violente, ne devra être enfermée isolément.

On ne laissera dans les cours aucun objet sur lequel les malades pourraient se blesser en tombant.

Lorsqu'une malade sera tombée, on lui placera un oreiller sous la tête et on dégrafera ses vêtements.

Si elle urine pendant l'accès, on changera ses vêtements dès qu'elle pourra être relevée.

S'il est possible de prévoir qu'une attaque va se produire, la malade menacée sera placée de telle manière qu'elle ne puisse pas se blesser au moment de la crise.

Si des plaies sont produites, elles doivent être lavées immédiatement avec une eau très propre et un interne doit être prévenu.

Si une série d'accès éclatent chez une malade, un médecin doit être appelé.

On ne permettra jamais à une épileptique de monter sur une chaise, sur un banc, sur le siège du cabinet d'aisances, etc. ; en résumé, on évitera avec soin de lui laisser prendre une position qui augmenterait le danger dont elle est toujours menacée par une chute.

Une épileptique au bain doit être constamment et spécialement surveillée, car elle peut avoir une attaque dans le bain.

### 3° *Gardiennes des agitées.*

On ne doit jamais discuter avec une malade ; en le faisant, on l'irrite toujours et on arrive constamment à recevoir des coups ou à en donner. Du reste, on a assez de patience pour supporter les propos grossiers et les injures lorsqu'on n'oublie pas que l'on se trouve en présence d'une femme qui ne sait pas ce qu'elle dit, qui ne connaît plus la valeur réelle des mots qu'elle emploie, etc.

Si l'on se voit en danger, on doit appeler immédiatement une autre gardienne à son aide (puisqu'il est entendu qu'il y en a toujours plusieurs dans une cour) et ne jamais essayer de prévenir le danger seule, car on s'exposerait à se faire blesser ou à blesser.

On doit se servir très rarement de la camisole de force, et jamais sans avoir été autorisée par le médecin en chef ou par un interne. Elle sera appliquée, autant que possible, comme il est indiqué plus loin.

### 4° *Gardiennes de gâteuses, d'idiotes, etc.*

Les aliénées impotentes ou malpropres seront placées ensemble d'un même côté du préau ou du chauffoir, afin de ne pas multiplier les foyers d'infection.

On doit les conduire de temps en temps aux cabinets d'aisances, changer leurs effets dès qu'ils sont par trop souillés ou qu'ils donnent de l'odeur. Il est quelquefois nécessaire de les changer plusieurs fois par jour pour une même malade.

On doit surveiller principalement les impotentes qui,

en essayant parfois d'aller à droite et à gauche, sont
exposées à des accidents, à tomber, à se heurter contre
les murs, etc.

On ne perdra pas de vue non plus les imbéciles
qui manifestent habituellement de mauvais instincts.

Faut-il ajouter encore que l'on ne devra pas laisser
dans les cours d'objets pouvant faire tomber les malades ou sur lesquels elles pourraient se blesser dans
une chute.

### 5° Gardiennes du Pensionnat.

Il est recommandé à ces gardiennes, encore plus
spécialement qu'aux autres, de parler aux malades
sans brusquerie, de les servir comme elles le désirent
lorsque leurs désirs ne sont pas en opposition avec les
instructions générales précédentes ou avec les prescriptions du médecin.

Elles ne négligeront aucun soin de propreté.

### 6° Gardiennes des bains.

On ne placera jamais une malade dans une bai-
gnoire avant la préparation du bain et on se confor-
mera *strictement* à toutes les observations de la sur-
veillante principale (usage du thermomètre à flotteur.
Irrigation froide sur la tête dans les bains prolongés.
Friction générale à la sortie du bain, etc.).

Les malades dans les bains doivent être l'objet d'une
surveillance de tous les instants. Celles qui paraîtraient
indisposées seraient immédiatement retirées du bain,
enveloppées dans des couvertures de laine et conser-

vées dans le service jusqu'à l'arrivée de l'interne qui aurait été prévenu.

Les bains prolongés doivent être réchauffés de temps en temps, *mais toujours avec un seau.*

Les douches sont données par le médecin en chef lui-même. Il est formellement interdit d'en faire prendre sans son autorisation.

De même la durée des bains prescrits ne peut pas être changée sans son autorisation ou celle d'un interne.

### 7° *Gardiennes de la buanderie.*

Les gardiennes de la buanderie ne doivent pas travailler les unes à côté des autres ; elles doivent être dispersées au milieu des malades et ne pas oublier qu'elles sont là, avant tout, pour surveiller.

Elles doivent couper court à toutes les discussions entre malades en les séparant lorsqu'elles commencent à se quereller.

Elles ne doivent pas laisser une malade s'éloigner sans continuer à veiller sur elle.

Lorsqu'une de leurs malades aura un accès d'agitation, elles la feront rentrer immédiatement dans son quartier pour éviter tout accident.

On ne laissera entrer aucun homme à la buanderie, sous aucun prétexte, et la porte principale sera constamment fermée.

### 8° *Gardiennes du repassage.*

Toute agitée sera renvoyée dans son quartier.

La salle de repassage sera fréquemment aérée.

On surveillera spécialement les malades au point de vue des brûlures.

Enfin, on les laissera sortir de temps en temps et se promener un peu dans les préaux.

Dès qu'une malade paraîtra un peu fatiguée, un peu faible, qu'elle se plaindra seulement de lourdeur de tête, on la renverra dans son quartier où elle devra rester au repos et être présentée au médecin.

*9° Gardiennes de la lingerie et de la couture.*

Aucune agitée ne doit être conservée dans ces services.

Les ciseaux doivent être comptés avant le départ des malades.

On ne doit emporter dans les dortoirs ou dans les réfectoires ni aiguilles, ni épingles, ni ciseaux.

## OBSERVATIONS GÉNÉRALES

Toutes les gardiennes doivent tenir compte de ces observations :

A aucun moment de la journée on ne doit rencontrer des malades seules, quels que soient les travaux auxquels elles se livrent.

Il est absolument interdit d'obliger une malade à travailler. Le travail est facultatif et absolument libre. On peut et on doit engager à travailler, mais forcer ? jamais.

Après chaque repas, on doit laisser toutes les ma-

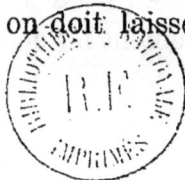

lades se promener dans les chauffoirs ou dans les préaux jusqu'aux heures d'ouverture des divers ateliers ou ouvroirs.

Après la récréation du soir, au moment du coucher, toutes les gardiennes seront présentes dans leurs quartiers respectifs, car c'est à cette heure que se préparent souvent les accidents, les projets (évasion, suicide, etc.) dont la réalisation est favorisée par l'obscurité.

Aucune gardienne, couchant en dortoir, n'est autorisée à accrocher à côté de son lit des photographies ou des cadres, quels que soient les sujets qu'ils représentent.

Toute gardienne qui aura maltraité une malade ou qui aura été cause, par sa négligence, d'un accident, sera congédiée et, en cas d'accidents graves, elle pourrait être poursuivie par la justice.

Toute gardienne, au contraire, à laquelle son dévoûment aura occasionné quelques ennuis, quelque blessure, sera proposée par le médecin en chef pour une récompense.

## APPLICATION DE LA CAMISOLE

### de force.

La camisole doit être appliquée de manière à ne pas faire souffrir la malade :

Les lacets qui la ferment en arrière ne seront pas trop serrés afin que la respiration ne soit pas gênée.

La camisole doit être assez échancrée pour ne pas recouvrir complètement les épaules jusqu'au cou.

Il faut s'assurer toujours que la partie antérieure de l'échancrure du col ne comprime pas le cou.

Les liens des manches seront fixés de manière à permettre des mouvements limités des bras et même des mains.

Les malades fixées dans leur lit le seront de telle façon qu'elles puissent se placer un peu tantôt sur le côté droit, tantôt sur le côté gauche et qu'il leur soit impossible de glisser dans leur camisole pour se comprimer le cou. Pour ces malades, il faut encore des instructions spéciales mais variables suivant les cas et qui, par suite, sont données verbalement.

On ne doit, il faut le dire encore, avoir recours à ces moyens de contention que tout à fait exceptionnellement et jamais sans une autorisation du médecin en chef.

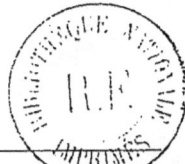

NANCY. — Imprimerie Nancéienne. — Directeur : SYLVIN.

www.ingramcontent.com/pod-product-compliance
Lightning Source LLC
Chambersburg PA
CBHW050452210326
41520CB00019B/6179